RECHERCHES

SUR LES

PHLEGMONS DU COUDE

PAR

Albert RABOURDIN,

Docteur en médecine de la Faculté de Paris,

Ancien interne en médecine et en chirurgie des hôpitaux de Paris.

PARIS

A. PARENT, IMPRIMEUR DE LA FACULTÉ DE MÉDECINE

29-31, rue Monsieur-le-Prince, 29-31.

1875

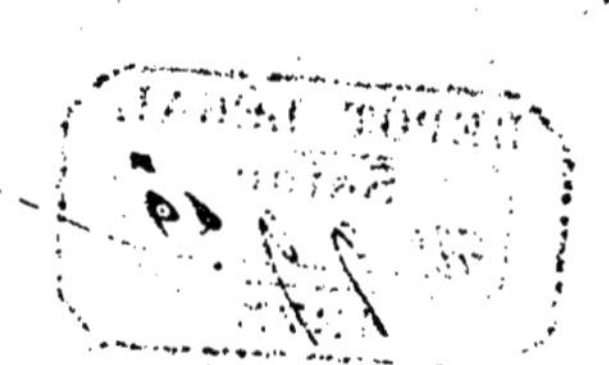

RECHERCHES

SUR LES

PHLEGMONS DU COUDE

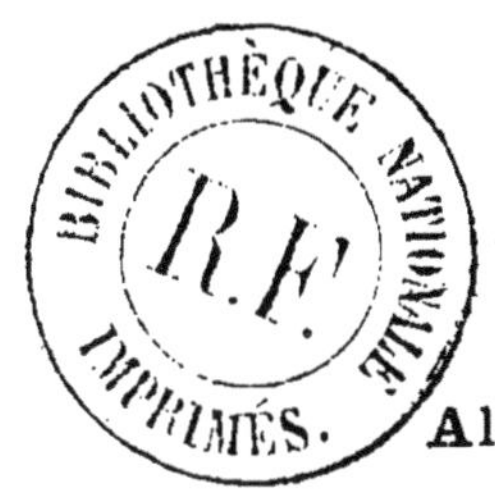

PAR

Albert RABOURDIN,

Docteur en médecine de la Faculté de Paris,

Ancien interne en médecine et en chirurgie des hôpitaux de Paris.

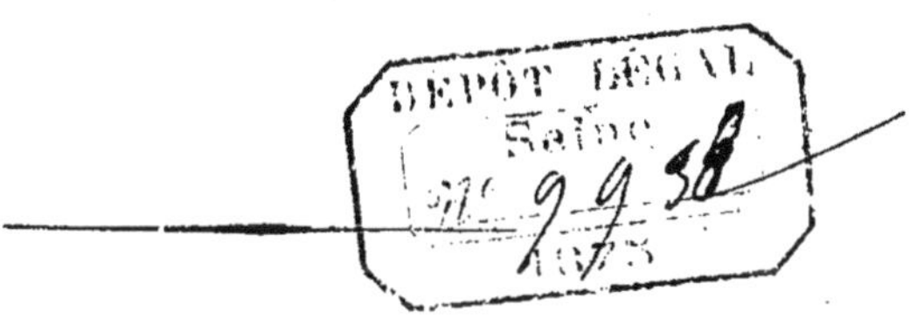

PARIS

A. PARENT, IMPRIMEUR DE LA FACULTÉ DE MÉDECINE

29-31, rue Monsieur-le-Prince, 29-31.

1875

RECHERCHES

SUR

LES PHLEGMONS DU COUDE

INTRODUCTION

Au commencement de cette année, lorsque j'entrai dans le service de mon maître, M. Ed. Cruveilhier, à l'hôpital Saint-Louis, je trouvai dans les salles un assez grand nombre de malades atteints de divers genres de phlegmons. Mon attention se trouva attirée sur cette affection, et je me mis à en recueillir plusieurs observations. Les hasards de la clinique me firent bientôt tomber sur une série de phlegmons du coude : je crus remarquer qu'ils pouvaient se partager en plusieurs groupes, et je me proposai de rechercher les causes de ces divergences, leurs conséquences, et par suite les sources du pronostic et des indications thérapeutiques dans chaque cas particulier.

C'est le résultat de ces recherches que je viens présenter à mes juges, avec le regret de n'avoir pu les poursuivre plus longtemps.

Peu de travaux ont paru sur cette question. Le

plus important est le chapitre que M. Chassaignac, dans son *Traité de la suppuration et du drainage chirurgical,* consacre à la région du coude. Les auteurs classiques décrivent, à propos de l'hygroma, les accidents consécutifs aux traumatismes de la bourse séreuse olécrânienne. On ne trouve sur ce sujet dans les dictionnaires que de très-courts paragraphes. J'indiquerai à mesure que l'occasion s'en présentera les autres écrits dont je me suis inspiré.

Aux plus probantes de mes observations personnelles j'en ajoute quelques autres, qui m'ont été obligeamment communiquées par des collègues, ou qui se trouvent relatées dans diverses publications.

La comparaison de ces diverses observations, la lecture des traités classiques et de plusieurs articles de journaux, m'ont suggéré les réflexions dont je les fais suivre. Je n'ai pas la prétention d'avoir fait une étude complète, la tâche eût été sans doute au-dessus de mes forces, et m'eût entraîné d'ailleurs hors du cadre naturel d'une thèse inaugurale. J'ai dit ce que j'ai vu, et j'ai essayé d'interpréter les faits sans idée préconçue ; bien des points de la question doivent rester encore à l'étude.

Je ne consacre aucun chapitre à l'anatomie pathologique, parce que le temps m'a manqué pour diriger des recherches dans ce sens, et que le résultat en serait mieux placé, il me semble, dans une étude sur le phlegmon en général, que dans la description des phlegmons d'une région en particulier. J'ai dû cependant me faire de la nature et du siége de la lésion une idée assez nette pour ne m'exposer ni à des omissions importantes, ni à la confusion.

Il s'agit, on le comprend, de la démarcation toujours délicate, et souvent contestée, entre le phlegmon diffus, l'érysipèle phlegmoneux, et même la lymphangite.

Dupuytren, Duncan, et leurs élèves, en France et en Ecosse, semblent avoir confondu souvent le phlegmon diffus et l'érysipèle phlegmoneux ; Duncan confond en maint endroit le phlegmon diffus et le phlegmon étendu, celui que M. Chassaignac appelle le phlegmon par diffusion. Sous nos yeux, M. le professeur Dolbeau, et mon collègue M. Chevalet, son élève, ne veulent voir partout que lymphangite et périlymphangite. M. Chassaignac, dans un sens opposé, est tout aussi catégorique : le phlegmon diffus est un processus spécial, c'est la diphthérie du tissu cellulaire.

S'il existe une différence, il faut la rechercher dans le processus anatomique tout entier, et dans l'évolution complète des symptômes. C'est ce qu'a fait mon collègue M. Cadiat, qui a publié à ce sujet une note très-intéressante dans le *Journal de l'anatomie et de la physiologie* (juillet-août 1874). Il faut lire *in extenso* cet article dont je ne puis qu'indiquer le sens général.

Le derme a une circulation spéciale, relativement indépendante de celle du tissu cellulaire sous-jacent. Dans l'érysipèle le derme est primitivement atteint comme dans les fièvres éruptives ; la lésion du tissu cellulaire est secondaire, et ne peut servir de caractéristique à la maladie. La suppuration a pour point de départ le réseau lymphatique de la couche profonde du derme ; ainsi s'expliquent sa disposition par îlots d'abord séparés, et l'inutilité des incisions hâtives. Le phlegmon au contraire atteint primitivement le tissu cellulaire, et d'un seul coup envahit une étendue considérable ; dans ce cas une incision hâtive peut devenir utile en faisant disparaître les phénomènes d'étranglement.

OBSERVATIONS

Obs. I (personnelle). — *Contusion de la bourse séreuse olécrânienne. Phlegmon du coude.*

M... (François), 54 ans, charpentier, entre le 7 janvier 1875 à l'hôpital Saint-Louis, salle Saint-Augustin, n° 8, service de M. Cruveilhier.

Cet homme est d'une excellente santé. Jamais il n'a eu de maladie grave ; il n'a pas d'habitudes alcooliques.

Le 31 décembre dernier, vers la fin de la journée, chargé d'une pièce de bois qu'il portait sur l'épaule, il tombe le coude sur une barre de fer. Comme il finissait son travail, il rentre chez lui sans y faire attention. Durant la nuit le sommeil est agité, et le coude est douloureux.

1er janvier. A son réveil, la douleur est vive. Sur le conseil d'un pharmacien, il applique sur le coude des compresses imbibées d'eau blanche. A partir du 4, un liquide filant, incolore, s'écoule d'une petite plaie située un peu au-dessous du coude, et qu'il n'avait pas remarquée d'abord. Tous les jours il se lève, et conserve l'appétit ; mais les nuits sont mauvaises, le sommeil est à tout moment interrompu, il y a même un peu de tendance au délire. Le bras malade est agité de soubresauts involontaires.

Le 6 seulement, dans la soirée, dit-il, la région du coude a commencé à enfler, et en même temps il a été pris de céphalalgie. Dans la nuit il a eu des bourdonnements d'oreille, il a comme entendu des obus, suivant son expression.

Le soir de son entrée la céphalalgie persiste, la fièvre est assez vive, la langue est nette cependant. Il n'a jamais vomi, les garderobes sont demeurées régulières.

La région du coude est le siége d'un gonflement très-notable qui s'étend au tiers inférieur du bras, et à la moitié supérieure de l'avant-bras, où il est surtout marqué. La peau rouge, tendue, donne à la main une sensation de chaleur. Au niveau de la bourse olécrânienne une petite plaie donne issue à une sérosité filante; à partir de ce point et en descendant, une fluctuation manifeste montre qu'il existe une collection purulente. T. ax. 38°,8. — On applique un cataplasme.

Le 8. La céphalalgie a été assez vive cette nuit pour provoquer une insomnie absolue. La langue est nette, l'appétit persiste la fièvre est modérée. T. axillaire 37°,8.

Un stylet introduit dans la plaie permet de constater une rupture de la bourse olécrânienne.

Une incision de la peau et du tissu cellulaire sous-cutané, à la partie postérieure de l'avant-bras, donne issue à du pus sanguinolent en grande quantité. Le soir, T. 38°.

Le 9. Il a encore eu dans la nuit de la céphalalgie, mais il a pu dormir. Il conserve l'appétit. Le gonflement du coude a beaucoup diminué. T., matin, 37°,8. Soir, 38°,2.

Le 10. La nuit a été bonne. L'état local est aussi très-satisfaisant. Bain de bras. T. 37°,4-38°,2.

Le 11. L'état général est excellent. Le gonflement du coude a presque disparu, la suppuration est peu abondante, et de bon aspect. — Bains de bras. Cataplasmes. T. 37°,2-37°,6.

Le 12. T. 37°,1-37°,6.

Le 13. V. 37°,2-37°6.

Le 14. T. 37°,2-37°,8.

Le 15. T. 37°,8. Le malade a eu dans la nuit un peu d'agitation. L'état local est bon, le gonflement a totalement disparu, il reste à peine un peu de suppuration. Hier soir le malade s'était levé et était allé jusqu'aux cabinets sans écharpe. Le soir. T. 38°.

Le 16. T. 36°,6-37°,6.

Le 17. Température du matin 37°. On cesse l'application de cataplasme, et l'on fait un pansement au vin aromatique.

A partir de ce jour la guérison se poursuit sans incident.

Le 23. Le malade part à Vincennes.

Obs. II (personnelle). — *Contusion de la bourse séreuse olécrânienne. Phlegmon du coude.*

A... (Edouard), 33 ans, maréchal ferrant, entré le 14 janvier 1875 à l'hôpital Saint-Louis, salle Saint-Augustin, n° 71, service de M. Cruveilhier.

C'est un homme de forte constitution, et qui n'a jamais eu de maladie grave.

Le 5 janvier il reçoit, en jouant avec un camarade, un coup de botte sur le bord postérieur du cubitus droit un peu au-dessous de l'olécrâne. Il ne constate aucune écorchure au niveau de cette contusion, et il n'en résulte d'abord qu'une tuméfaction limitée. Le malade continue son travail dans les jours qui suivent et ne ressent bientôt plus ni gêne ni douleur.

Le 12, il travaille dans la journée un peu plus qu'à l'ordinaire, et passe la soirée à boire avec quelques camarades. Rentré chez lui il éprouve de nouveau de la douleur dans le coude et dort mal le reste de la nuit.

Toute la journée du 13 il a du malaise et de l'anorexie ; la bouche est amère, la langue blanche, pâteuse, il mange un peu cependant. La douleur au coude est dès le matin assez vive pour l'empêcher d'aller à son travail, elle a la forme d'élancements, et les mouvements du bras l'exaspèrent. La région est tuméfiée, la peau rouge, tendue.

Il entre à l'hôpital le matin du 14.

A la visite du soir toute la région du coude droit est gonflée et douloureuse. La peau est très-rouge. Ces signes sont bien plus accentués au-dessous qu'au-dessus du pli du coude. Au niveau de l'épitrochlée en arrière on remarque une brûlure au deuxième degré, produite par un cataplasme qu'on lui a appliqué trop chaud chez lui la veille. Un peu au-dessous de l'olécrâne, et en se rapprochant du bord interne de l'avant-bras, on trouve un point où la pression est bien plus douloureuse, et permet de constater une fluctuation très-limitée et encore obscure.

Le malade a à peine mangé le matin, la bouche est amère, il n'a pas eu de nausées. La soif est assez vive. La température axillaire s'élève à 39°,6.

Le 15. La nuit a été mauvaise, agitée. La tuméfaction est stationnaire, la fluctuation encore obscure. On continue l'application de cataplasmes. T. le matin 38°,2 ; le soir, 38°,4.

Le 16. Le gonflement a diminué, la rougeur de la peau est moins vive. La fluctuation est manifeste au niveau de la bourse olécrânienne, et sur son côté interne. Une incision est pratiquée qui donne issue à du pus et à de la sérosité. T. le matin, 37°,6 ; le soir, 38°.

Le 17. L'écoulement séro-purulent continue peu abondant. L'état général est excellent. T. 36°,8-37°,6.

Le 18. T. 37°,6-37°,6.

Le 19. T. du matin, 37°,2. A partir de ce moment l'état général n'a pas cessé d'être excellent. La douleur locale n'est pas tout à fait apaisée; on continue l'application des cataplasmes.

Le 24. La petite plaie est fermée, mais un peu de liquide se trouve accumulé à son côté interne. Un stylet facilement introduit en décollant les lèvres de la plaie fait écouler un peu de liquide clair et filant. On comprime avec un tampon d'ouate le point d'où il est sorti.

Le 26. Il n'y a plus trace de décollement.

Le 30. Le malade part pour Vincennes.

Obs. III (personnelle). — *Contusion de la bourse séreuse olécrânienne. Phlegmon du coude.*

C... (Alexandre), 47 ans, raffineur, entré le 17 avril 1875 à l'hôpital Saint-Louis, salle Saint-Augustin, nº 3, service de M. Cruveilhier.

Cet homme a d'ordinaire une bonne santé, et n'accuse pas d'habitudes alcooliques.

Le 12 avril, il s'est écorché le coude droit qui a frotté violemment contre un mur; il a continué à travailler le reste de la journée ainsi que le lendemain. Mais, déjà dans la soirée du 13, il ressentait une sorte d'engourdissement dans le membre supérieur droit, et il a remarqué de la rougeur à la région du coude. Dans la nuit du 13 au 14 le sommeil a été agité et souvent interrompu. Le 14, au matin, il lui a été impossible de se mettre au travail. Le coude droit rouge et gonflé était le siége d'élancements douloureux, la tuméfaction était toutefois loin d'être aussi prononcée que nous la voyons aujourd'hui : elle a augmenté progressivement, tandis que la douleur a plutôt diminué. Depuis le 14 le malade a perdu l'appétit. Il n'a pas eu de vomissements, et les garderobes sont demeurées normales.

Au moment de son entrée le gonflement de la région du coude remonte jusqu'à quatre travers de doigt au-dessus de l'olécrâne, et s'étend d'autre part presque jusqu'au poignet. La peau dans toute cette étendue a une coloration rouge sombre, bien plus comparable à celle de l'érysipèle qu'à la teinte ordinaire du phlegmon.

La douleur que ressent le malade est modérée. Il n'accuse pas d'élancements, mais plutôt une sensation prurigineuse, et, de temps à autre, des picotements. Toute la partie malade présente un empâtement œdémateux, et en un point, au niveau de l'olécrâne, on trouve manifestement de la fluctuation.

Le soir du 17, T. axillaire 40º. Application de cataplasmes.

Le 18. La nuit a été un peu agitée. Le malade n'a pas d'appétit; la langue cependant n'est nullement chargée.

M. Cruveilhier fait sur la région du coude et de l'avant-bras huit scarifications dont la plupart n'intéressent pas toute l'épaisseur du derme. L'une d'elles ouvre la bourse séreuse olécrânienne et donne issue à du pus et à de la sérosité. T. 38°,6. Le soir, le malade se trouve notablement soulagé. T. 39°,2.

Le 19. Le coude est notablement moins tuméfié. La nuit a été meilleure. T., le matin 38°,2; le soir, 38°,8.

Le 20. Trois nouvelles incisions sont faites un peu au-dessous du coude, et de façon à ne pas intéresser toute l'épaisseur du derme. T. 38°-39°,2.

Le 21. Rien à noter. T. 38°,2-39.

Le 22. Dégonflement notable du coude et de l'avant-bras ; l'appétit commence à revenir. On prescrit deux verres d'eau de Sedlitz. T. 38°-38°.

Le 23. Le malade a éprouvé un peu de malaise hier, après le repas du soir. Ce matin l'état général est excellent. L'état local est aussi très-satisfaisant. Le malade ne ressent plus de douleur. T. 37°,2-38.

Le 24. T. 37°,6-38°,4.

Le 25. T. du matin 38°.

A partir de ce jour la fièvre cesse complètement. La tuméfaction s'efface d'une façon progressive, les plaies longitudinales produites par les incisions se réunissent. Le malade part le 8 mai pour Vincennes.

Obs. IV (communiquée par mon ami et collègue le Dr Pasturaud. — *Phlegmon du bras et de l'avant-bras gauches consécutif à une phlébite des veines du bras.*

J... (Xavier), 32 ans, garçon de cuisine, entré le 20 novembre 1872, à l'hôpital Lariboisière, salle Saint-Honoré, n° 28, service de M. Léon Le Fort.

Il y a quinze jours, cet homme a éprouvé un refroidissement assez vif; il a eu le lendemain du frisson et de la fièvre, et, trois jours plus tard, a remarqué sur son bras gauche, vers le tiers inférieur et à la partie interne, une plaque rouge correspondant à peu près au trajet des vaisseaux. En même temps, dit-il, le bras et l'avant-bras étaient engourdis.

La rougeur, depuis ce jour, s'est étendue à toute la face interne et antérieure du bras et de l'avant-bras. Ces parties sont aujourd'hui le siége d'un vaste phlegmon (d'aspect diffus), qui a de la tendance à envahir le thorax. La région pectorale gauche, en effet, est douloureuse.

Le malade a une fièvre intense. Dans la nuit qui suit son entrée, il est pris de délire, et enlève les compresses imbibées d'eau alcoolisée dont on a fait envelopper la veille le membre malade.

Le 21 novembre. M. Le Fort fait sur le bras et l'avant-bras de nombreuses piqûres avec la pointe d'une lancette. On applique ensuite des compresses trempées dans de l'eau alcoolisée.

Le 22. L'état général n'est pas amélioré. Le phlegmon paraît gagner la région pectorale qui est déjà tuméfiée et douloureuse.

Le 24. Nouvelles piqûres sur le bras. Le gonflement s'étend toujours vers le thorax.

Le 25. On fait une incision pour donner issue au pus d'un abcès qui s'est formé sous le grand pectoral ; le pus est épais et très-abondant. Compression.

Le 26. Amélioration. Pas de suppuration. Les parois de l'abcès semblent se recoller, le bras lui-même est moins tendu. Cependant, il y a toujours de l'œdème de la main et des doigts. On sent maintenant un cordon dur suivant le trajet des vaisseaux du bras. L'état général est meilleur, quoique la fièvre persiste ; le malade lui-même se trouve mieux.

Le 27. L'amélioration continue. On peut maintenant sentir les côtes, et voir saillir le bord du grand pectoral. Mais, d'autre part, tout le côté gauche du tronc et le dos jusqu'au sacrum sont envahis par une rougeur particulière qui n'est pas celle de l'érysipèle ; elle n'est point nettement délimitée par des bords tranchants, mais cesse progressivement par de petits points rouges. Il n'y a pas d'œdème sous cette rougeur.

Le 28. On trouve un abcès collecté à la partie interne du bras, au niveau des vaisseaux. La rougeur signalée hier s'étend avec les mêmes caractères sur toute la largeur du dos. Il y a toujours de l'œdème de l'avant-bras et de la main. Le malade se trouve mieux.

Le 29. Amélioration. La suppuration diminue. On sent toujours le même cordon dur au niveau des vaisseaux.

Le 30. L'amélioration continue. Le gonflement diminue au bras comme à l'avant-bras. Il ne reste que de l'œdème. Le cordon des vaisseaux se dessine de plus en plus net.

Le 1er décembre. Une poussée d'érysipèle s'est produite sur le bras droit. La couleur de la peau y est rosée, et non rouge sombre comme c'est l'ordinaire dans l'érysipèle. Sur l'autre bras l'amélioration persiste.

Le 2. On remarque un érysipèle des bourses, qui a déjà produit un commencement de sphacèle.

Le 3. Le sphacèle des bourses se dessine sur toute la partie inférieure. Amélioration dans le bras. Moins de rougeur sur le corps.

Le 4. Le malade a eu cette nuit un accès de fièvre. Il présente une nouvelle poussée d'un érysipèle pâle, disséminé un peu partout.

Le 6. La partie sphacélée du scrotum s'élimine. L'érysipèle disparaît. On passe un drain sous le grand pectoral.

Le 11. Amélioration notable. La suppuration a cessé sous le grand pectoral, mais elle a augmenté au bras. La réparation est en bonne voie au scrotum.

A partir de ce moment, la guérison se poursuit sans nouvel incident.

Obs. V (personnelle). — *Phlegmon circonscrit du coude.*

D... (Jean), 24 ans, garçon de restaurant, entré le 17 avril 1875, à l'hôpital Saint-Louis, salle Saint-Augustin, n° 9, service de M. Cruveilhier.

Ce jeune homme, d'origne grecque, né à Constantinople, habite depuis peu de temps Paris, il a toujours eu une excellente santé, et ne porte de traces d'aucune maladie constitutionnelle.

Le 10 avril, il a écorché un petit bouton qu'il avait depuis deux ou trois jours au coude droit, aucune douleur n'a suivi d'abord, mais le lendemain il a perdu l'appétit, et le 12, le coude a commencé à enfler. La tuméfaction a été assez considérable, aujourd'hui elle a déjà diminué.

L'anorexie n'a pas persisté plus de vingt-quatre heures. A aucun moment il n'a ressenti de fièvre. Hier seulement il a cessé de travailler.

Actuellement, à la région du coude, sur toute la face postérieure, la peau est rouge et tendue. Une tumeur grosse comme un œuf de pigeon et très-nettement fluctuante se trouve au côté interne du bec de l'olécrâne, l'épiderme est exfolié à sa surface. T. axill., 37°,4. Application de cataplasmes.

Le 18 avril. On incise la petite tumeur d'où s'écoule du pus très-légèrement sanguinolent. Cataplasmes. T. 37°.

Dès le soir, le malade se lève et sort dans le jardin. L'état général est excellent.

Le 20. Toute tuméfaction a disparu, il ne reste qu'un peu de rougeur. La plaie de l'incision tend à se fermer. Pansement au vin aromatique.

Le 1er mai. Guérison complète. Exéat.

Obs. VI (communiquée par mon ami et collègue De Beurmann).— *Abcès sus-épitrochléen consécutif à un eczéma scrofuleux.*

G... Ferrand, 23 ans, coupeur en chaussures, entré le 11 mai 1875, à l'hôpital Saint-Louis, salle Saint-Augustin, n° 3, service de M. Cruveilhier.

Cet homme, présente à un degré assez prononcé l'apparence caractéristique de la scrofule. Son nez est fortement déprimé à la base, ses lèvres sont volumineuses, sa peau est blanche et fine, ses membres ont un aspect empâté.

Dans sa première enfance, il a eu des gourmes; vers 6 mois parurent sur sa joue gauche des croûtes qui persistèrent très-longtemps. Depuis ce moment, il a eu, presque constamment, et en différents points du corps, des éruptions que nous retrouvons encore aujourd'hui, mais qui n'ont laissé dans les points où elles ont disparu, ni cicatrices, ni pigmentation de la peau, ni aucune autre trace durable.

A 12 ans et demi il entra à l'hôpital des Enfants-Malades, il se souvient que le médecin dit qu'il avait un eczéma. Le traitement consistant en bains et liqueur de Fowler, n'amena pas d'amélioration, et il sortit au bout de dix-huit mois, à peu près dans le même état qu'à son entrée.

Depuis, il n'a suivi aucun traitement, bien que la même affection cutanée ait toujours persisté avec une étendue et une intensité variables.

On ne trouve dans ses antécédents aucune autre maladie.

Le 1er mai, il ressentit pour la première fois une douleur sourde, au niveau de la partie inférieure et interne du bras gauche; il n'avait alors aucune écorchure à la main ni aux doigts, il n'avait reçu aucun coup sur le bras, et rien pour lui ne pouvait expliquer l'apparition de cette douleur. Cependant, quelques jours auparavant, il avait vu à la face palmaire des deux poignets, une éruption abondante de petites vésicules qui s'étaient ouvertes, et avaient alors presque complètement disparu. Cette même éruption s'était déjà produite l'année dernière à la même place, et à la même époque, sans s'accompagner de rien d'extraordinaire.

Le 2. La douleur persistait au même point, et quoique fatigué il pouvait encore travailler. Il n'y avait ni rougeur ni gonflement.

Le 3. La douleur était extrêmement vive, lancinante, accompagnée de rougeur et de gonflement s'étendant à toute la région du coude, et occupant particulièrement la partie interne et inférieure du bras, au-dessus de l'épitrochlée. En même temps il y avait une fièvre assez vive : céphalalgie, anorexie, constipation, insomnie.

Le malade va voir un médecin qui lui fait mettre des cataplasmes sur le bras.

Les jours suivants, même état général et local.

Les 5, 6 et 7. Dans la matinée. il prend un verre d'eau de Sedlitz qui provoque chaque fois d'abondantes évacuations.

Le 8 et le 9. La douleur et la fièvre augmentent.

Le 10. Le malade voit le gonflement et la rougeur s'étendre au bras tout entier, à l'avant-bras, et à la face dorsale de la main ; la douleur est très-vive.

Le 11 mai. Il entre à l'hôpital. La peau est chaude, la langue chargée, il a depuis quelques jours de la diarrhée.

On trouve sur la face antérieure des jambes, des cuisses, et des avant-bras, de larges plaques rouge pâle, violacées, irrégulières, sans aucune saillie ; à leur niveau l'épiderme est mince, et finement plissé dans le sens de la largeur du membre ; elles supportent quelques petites croûtes arrondies, disséminées irrégulièrement, et peu épaisses, qui se laissent facilement détacher.

Le bras et l'avant-bras gauches présentent un gonflement considérable avec rougeur et chaleur, il s'étend jusqu'à la face dorsale de la main. Dans toutes ces parties la peau garde facilement l'empreinte du doigt ; le gonflement est marqué surtout au niveau de la partie inférieure et interne du bras, en ce point existe une tumeur fluctuante s'étendant de l'épitrochlée à la partie moyenne et antérieure du bras. Les ganglions de l'aisselle sont normaux, l'articulation du coude est libre.

Le 12. Même état ; une incision est faite au niveau de la partie moyenne du bras, une autre au-dessus de l'épitrochlée un peu en arrière. Un drain est passé obliquement par les deux ouvertures, il s'écoule une quantité considérable (un verre à peu près) de pus jaune, crémeux. On continue les cataplasmes enveloppant le bras. Le soir, le malade a encore de la fièvre. Il ne peut dormir.

Le 13. Le gonflement et la rougeur ont disparu dans les deux tiers de l'etendue de l'avant-bras, et la partie supérieure du bras ; il s'écoule toujours un peu de pus par les deux extrémités du drain. La fièvre est tombée, le malade a un peu d'appétit. Le malade a toujours de la diarrhée : Diascordium et s. nit. de bismuth $\bar{a}\bar{a}$ 4 gr.

Le 14. Le gonflement et la rougeur sont presque exclusivement limités à la région sus-épitrochléenne. L'empâtement de l'avant-bras a disparu. Le malade mange, et se lève un peu dans la journée.

Le 15. Même état; léger écoulement de pus par la plaie inférieure. On trouve encore une masse indurée autour de l'ancien foyer de l'abcès.

Le 16. Les deux plaies bourgeonnent. L'empâtement de la région sus-épitrochléenne a diminué. On fait écouler par la pression une petite quantité de pus.

Le 17. Le drain est retiré. Le lendemain on remplace les cataplasmes par un pansement à l'alcool. Etat général très-bon. Il n'existe plus qu'un peu d'empâtement de la région sus-épitrochléenne, un peu de rougeur, et un léger suintement purulent.

Le malade sort le 20 mai. Les deux plaies sont en voie de cicatrisation, il ne s'écoule plus que quelques gouttes de pus à la pression, l'empâtement du bras a presque disparu.

Le 25. La cicatrisation est presque terminée : plus d'écoulement de pus, ni d'empâtement. Les mouvements du membre sont libres, le malade peut travailler de son bras comme autrefois.

Obs. VII (personnelle). — *Phlegmon diffus du coude chez une nouvelle accouchée.*

M... (Louise), 24 ans, ouvrière en jouets, entrée le 14 décembre 1874 à l'hôpital Saint-Louis, salle Sainte-Marthe, n° 48, service de M. Cruveilhier.

Cette femme n'a jamais eu de maladie grave, mais jamais non plus une très-bonne santé. Les renseignements qu'elle donne sur la santé de ses parents sont insignifiants.

Dans son enfance, elle paraît avoir présenté des symptômes de scrofule : impétigo du cuir chevelu, adénites cervicales suivies de suppuration, etc. Elle n'a été réglée qu'à 17 ans ; depuis lors les règles sont revenues seulement toutes les six semaines environ, avec une durée de huit jours. Aucune douleur ne les précède, ni ne les accompagne ; le sang est bien coloré, mais peu abondant.

Elle n'a jamais eu de rhumatisme. Elle n'est pas sujette à s'enrhumer.

Née dans l'Eure, elle habite Paris depuis deux ans, et se porte moins bien depuis cette époque. Devenue enceinte l'année dernière, elle a eu une grossesse à peu près régulière, et est accouchée à terme à la fin de novembre. Le travail a été rapide, et tout s'est bien passé. Huit jours après son accouchement elle sort de l'hôpital, et dès le lendemain elle éprouve de la douleur dans le membre supérieur gauche, et s'aperçoit que le coude commence à enfler. Elle continue cependant de nourrir son enfant ; celui-ci meurt à l'âge de 15 jours, sans qu'elle sache nous dire à quoi cette mort a été attribuée. A la même époque le gonflement du coude augmente, elle y éprouve des élancements douloureux, et cesse de pouvoir remuer l'avant-bras. Elle se décide bientôt à revenir à l'hôpital.

Dès le lendemain, 15 décembre, on fait à la région du coude une longue incision qui donne issue à une grande quantité de pus. Les jours suivants on lui fait prendre des bains de bras, et on applique des cataplasmes.

Durant la dernière quinzaine de décembre, et les premiers jours de janvier, la suppuration est assez abondante, et la réparation fait peu de progrès. L'état général est mauvais, la malade a de la fièvre, surtout le soir, l'appétit est presque nul, et elle a presque continuellement de la diarrhée. Elle ne se rappelle pas avoir jamais eu de frisson. Elle ne tousse pas, mais elle a des sueurs à peu près chaque nuit, ce qui ne lui était jamais arrivé. Médication tonique.

Le 10 janvier. La malade n'a plus de fièvre. Elle est encore très-faible. L'appétit est revenu depuis quelques jours, elle digère bien ; la diarrhée a cessé.

L'état local est meilleur, quoique encore grave. Une vaste plaie s'étend au-dessus et au-dessous du coude, sur une longueur de près de 20 centimètres, à la partie antéro-interne du membre. La largeur à la partie moyenne est de 4 centimètres. Les bords sont décollés, la suppuration n'est plus très-abondante, les bourgeons charnus sont pâles, et comme œdémateux. On fait des pansements au vin aromatique.

La malade n'a ni dyspnée, ni toux. La poitrine a partout sa sonorité normale. A l'auscultation, quelques râles muqueux fins sont tout ce que l'on constate d'anomal du côté de l'appareil broncho-pulmonaire. A la base du cœur, et aux vaisseaux du cou, on trouve un souffle systolique doux qui ne peut se rapporter qu'à l'anémie.

Les règles reviennent le 12 janvier, et se continuent jusqu'au 16. A partir de ce moment la guérison ne se dément pas ; l'amélioration est lente, mais toujours progressive.

Pour éviter la rétraction de la cicatrice et la flexion de l'avant-bras, on applique une attelle dorsale dont on fixe les extrémités avec des bandes de caoutchouc.

La malade sort de l'hôpital le 15 février.

Obs. VIII. — *Erysipèle œdémateux du coude simulant un phlegmon diffus* (Chassaignac, *Gaz. méd. de Paris*, 1856, p. 284).

Un malade (Brûlé Jacques, 67 ans) se présente portant tous les caractères d'un phlegmon diffus, occupant tout l'avant-bras gauche et une partie du bras. Il n'y a pas d'autres antécédents qu'une chute, faite il y a quelques semaines, et dans laquelle il y a eu plaie à la tête. La phlegmasie œdémateuse, dont l'avant-bras et le bras sont le siége, présente tellement bien les caractères du phlegmon diffus à sa première période que, trompé par des apparences aussi frappantes, je n'hésite pas à faire plusieurs incisions analogues à celles que je pratique dans les cas de phlegmon diffus bien avéré. Chacune de ces incisions va jusqu'à l'aponévrose. Nulle part on ne rencontre ni pus, ni trace d'aucune sérosité trouble ou lactescente. Les incisions ne donnent autre chose qu'une sérosité limpide. La surface de l'aponévrose a sa coloration normale. Ces incisions, faites au milieu d'un tissu cellulaire infiltré et sous un tégument atteint d'érysipèle, ont présenté ceci de remarquable et de particulièrement important dans la question actuelle, qu'elles n'ont donné lieu à aucune suppuration circonscrite ou diffuse dans le tissu cellulaire. Restées béantes à cause du gonflement de la partie, ces plaies ont guéri comme des plaies simples, n'offrant que la faible suppuration dévolue inévitablement à toute surface traumatique ouverte. A cette première circonstance, qui nous présentait bien incontestablement l'existence d'un érysipèle œdémateux local, devait s'en joindre une autre bien plus décisive encore; ce fut l'envahissement successif et de proche en proche : 1° de l'épaule, 2° des parois de la poitrine, 3° de la tête et du cou, 4° des autres parties du corps.

« Admettez, fait ensuite remarquer M. Chassaignac, que cet érysipèle, au lieu d'être ambulant, se fût limité dans son foyer primitif, c'est-à-dire au bras et à l'avant-bras, et qu'on l'eût traité dans cette région par tel ou tel des moyens proposés contre le phlegmon diffus, la compression, par exemple, ou les onctions mercurielles coup sur coup, n'eût-on pas fait honneur à ces moyens de la guérison d'un phlegmon diffus? »

Obs. IX. — *Piqûre anatomique. Phlegmon du coude* (?). *Mort* (Andrew Duncan : *Cases of diffuse inflammation of the cellular texture, in Transact. of the Med. and Ch. Society of Edinburgh*. 1824. *Résumée*).

John Hercey, âgé de 34 ans, médecin-résidant, à l'Infirmerie royale, se fait une piqûre anatomique au doigt annulaire de la main gauche, le 25 août 1821.

Dans l'après-midi du lendemain il éprouve quelque souffrance, et la nuit suivante il est pris de frisson intense, avec soif vive et prostration des forces. Application de vingt sangsues au bras, fomentations chaudes, cataplasmes.

Le 27 août, midi. Il a de la céphalalgie et du malaise et paraît déprimé ; le pouls est fréquent. On donne un purgatif. Au doigt a douleur n'a pas augmenté, mais une pustule s'est développée au point de la blessure, et une plaque rougeâtre, large d'un pouce à un pouce et demi, commence au-dessous du coude, et s'étend jusqu'à l'aisselle. Au coude, une tuméfaction sans limites bien précises occupe à peu près toute la région.

Malgré ces symptômes graves, le malade veut se lever, et suivre la visite du Dr Hamilton.

Le 28, 10 heures du matin. Le malade n'a pas dormi de la nuit. La tuméfaction a considérablement augmenté, et la peau dans les mêmes limites a une teinte rougeâtre tout à fait semblable à celle de l'érysipèle. La respiration est gênée, le pouls fréquent, la soif vive, la face anxieuse. Le malade demande à se lever, mais il est évidemment incapable d'aucun exercice.

Le 29, la tuméfaction augmente, et tend à se propager. L'état du doigt n'attire plus l'attention. Aucune traînée inflammatoire ne suit les lymphatiques de l'avant-bras, les ganglions axillaires ne sont ni engorgés, ni douloureux. Des nausées et des vomissements bilieux se sont répétés plusieurs fois depuis la nuit, les traits sont altérés, l'état général est sensiblement aggravé. Des compresses imbibées d'extrait de saturne et de teinture de camphre ont été maintenues sur le membre malade depuis deux jours.

Le 30. Insomnie, nausées. La tuméfaction et la rougeur augmentent.

Le 31. Le malade est très-déprimé ; on lui fait quitter l'hôpital.

Le 1er septembre. L'inflammation et le gonflement s'étendent du poignet à l'aisselle. Une éruption bulleuse recouvre les deux côtés du bras, et la face postérieure de l'avant-bras. Quelques-unes de ces bulles renferment un liquide sanguinolent. Autour d'elles la peau a une teinte rouge sombre, plus loin elle est moins foncée. Les symptômes généraux fébriles sont encore aggravés.

Le 2. La nuit a été très-mauvaise. Aujourd'hui toute ingestion de liquide est suivie de vomissement. La rougeur foncée de la peau, et l'éruption bulleuse s'étendent jusqu'à l'épaule et à la poitrine. La tuméfaction a diminué au bras et à l'avant-bras ; mais en somme il n'y a aucune amélioration.

Le 3. Les bulles sont presque toutes rompues : la sérosité roussâtre a coulé sur le lit en abondance, et jusque sur le plancher. Subdélirium.

Le 4. Nuit très-mauvaise. Vomissements fréquents de matière noirâtre.

rs cinq heures du matin il a demandé son déjeuner, a causé

avec sa garde, et a pu manger avec appétit. Mort à 6 heures et demie du matin. La nécropsie n'a pas été faite.

Le traitement avait consisté dans l'application de compresses avec extrait de saturne et teinture de camphre, comme il a été indiqué. Il avait pris du thé et de la panade, de l'eau d'orge pour boisson. A partir du 1er septembre il avait pris un peu de vin.

Obs. X. — *Chute sur le coude; froissement de la bourse olécrânienne; phlegmon diffus occupant la face interne et postérieure de l'avant-bras, et toute la face postérieure du bras; trois larges incisions; douches répétées deux fois le jour dans l'intérieur des incisions; guérison.* (Chassaignac, *Gaz. méd. de Paris*, 1856, p. 334.)

Tesson (Constant), âgé de 50 ans, potier, entré le 5 janvier 1855, à l'hôpital Saint-Antoine, salle Saint-François, nº 40. Ce malade fit, il y a six jours, une chute sur le coude, et se froissa la bourse sous-cutanée correspondant à l'olécrâne. Celle-ci s'enflamma, suppura, et ne tarda pas à s'ouvrir par trois petits orifices qui laissaient sourdre du pus.

Pendant que ces phénomènes s'effectuaient du côté de la bourse muqueuse, un phlegmon diffus s'emparait de l'avant-bras à sa face interne et postérieure, et s'étendait rapidement à toute la face postérieure du bras. C'est dans cet état que le malade se présente à l'hôpital. J'incise largement la bourse muqueuse; il en sort du pus et je constate que la paroi profonde de cette poche est elle-même perforée, mais sans qu'il y ait dénudation de l'olécrâne.

Ayant presque toujours vu les phlegmons qui succèdent à la lésion de la bourse sous-cutanée du coude envahir le tissu cellu-leux lâche qui facilite le glissement de la peau à la surface des aponévroses, je m'attendais à trouver la nappe purulente dans son siége accoutumé. Je fais donc trois longues incisions, l'une à la partie moyenne et externe de l'avant-bras, une à la partie supérieure et interne du même membre, une troisième à la partie postérieure et inférieure du bras, et voici que, contrairement à mon attente, je parviens à constater que le tissu cellulo-adipeux qui double la peau et fait corps avec elle est en quelque sorte bourré de matière purulente concrète, emprisonnée dans ses cellules, et qui ne manifeste aucune tendance à s'écouler au dehors. Quant au tissu cellulеux immédiatement contigu à l'aponévrose, il est complètement intact, ainsi que cette dernière.

Le malade est dans un état de faiblesse et d'épuisement pa suite des rudes travaux auxquels il se livre. Le teint est jaune, vide, le faciès présente un peu l'aspect typhoïde; nous avons peine à croire qu'il puisse supporter la violence du travail morbide auquel va donner lieu l'élimination d'un amas purulent aussi compacte, et aussi complètement enchevêtré dans les mailles du tissu adipeux. Toutefois, pour combattre de fâcheuses tendances à la stagnation des produits purulents, nous prescrivons de recourir deux fois par jour à des douches abondantes faites dans l'intérieur des incisions. De plus, on appliquera pendant la journée des cataplasmes recouverts d'un taffetas gommé, et le membre sera maintenu sur des coussins élevés. Ipéca, limonade, trois pots.

Le 7 et le 8. Depuis les incisions, le mal semble avoir suspendu tout envahissement nouveau; les bords des plaies se dépriment légèrement; le pannicule cellulo-purulent s'observe sans aucune difficulté.

Le 9. Deux collections purulentes se sont formées, l'une à la partie interne, l'autre à la partie externe des incisions primitives; celles-ci livrent passage à un peu de pus liquide et permettent de constater dans le fond des plaies la présence d'un pus concret. Il y a eu du délire dans la nuit. Continuation des douches et des cataplasmes.

Le 10. Il y a eu quelques nausées qui se sont calmées : l'état fébrile persiste avec intensité.

Le 11, le pus, primitivement concret, commence à se liquéfier; il sort abondamment par toutes les ouvertures qui ont été faites. Pendant les injections, on voit le liquide passer d'une plaie à l'autre en soulevant la peau qui semble complètement décollée sur la presque totalité de l'avant-bras, et sur une partie du bras.

Le 16. L'état général et local s'améliore sensiblement. Des bourgeons charnus très-clair-semés apparaissent dans le fond de plusieurs des plaies, et la peau semble reprendre adhérence par quelques-uns des points de sa face profonde.

Le 22. Le malade va mieux. Les plaies se remplissent de bourgeons charnus qui prennent toutefois une teinte blafarde et se couvrent de couches pseudo-membraneuses. Solution de nitrate d'argent à 5 gr. pour 30.

Le 23. Reproduction de pseudo-membranes, même dans les parties qui ont été déjà touchées au moyen de la solution.

Le 29. Les pseudo-membranes ont cessé de se reproduire. L'état du malade est de plus en plus satisfaisant. Pansement par occlusion.

Le 5 février. La cicatrisation des plaies marche assez rapidement.

Ce travail continue pendant tout le reste du mois de février, et le 2 mars il est achevé. Pendant ce laps de temps, le pansement par occlusion a été renouvelé, comme d'habitude, une fois tous les huit jours.

L'état du malade a été en s'améliorant de plus en plus. La teinte jaunâtre et l'amaigrissement ont fait place à une coloration très-bonne, et à un retour de l'embonpoint.

Le malade est en état de quitter l'hôpital dans la première quinzaine de mars.

ÉTIOLOGIE ET PATHOGÉNIE.

L'étiologie du phlegmon circonscrit, et du phlegmon diffus, telle qu'on la trouve dans les traités de pathologie chirurgicale, pourrait, à la rigueur, s'adapter à la région du coude. Outre qu'elle serait peu originale, une description ainsi obtenue manquerait d'exactitude. Les causes capables de produire l'inflammation dans le tissu cellulaire n'ont pas une importance absolue : la topographie d'une région, les fonctions d'un organe doivent intervertir souvent l'ordre de fréquence suivant lequel s'exerce leur action.

Les *contusions*, ou les *plaies contuses* de la bourse séreuse olécrânienne produisent peut-être plus de phlegmons du coude que toutes les autres causes réunies. Je n'ai sur ce point aucune statistique, mais telle est l'impression que j'ai gardée, après plus de trois années passées dans différents services de chirurgie des hôpitaux de Paris. Si les observations que j'en rapporte sont peu nombreuses, cela tient à deux causes : elles paraissent si communes que souvent on ne songe pas à les recueillir, et puis, comme ces phlegmons sont en général moins graves que les autres, les malades que l'on voit à la consultation n'entrent pas toujours à l'hôpital.

Si l'on recherche dans les auteurs classiques, et dans les divers journaux de médecine, on trouve encore que la contusion de la bourse olécrânienne est l'origine de la plupart des phlegmons du coude. On arriverait même ainsi à s'en exagérer l'importance relative, et à se persuader que les autres cas ne sont que de rares exceptions. J'espère montrer, dans le cours de ce travail, qu'il faut leur réserver une place encore importante à côté des premiers.

Mais le traumatisme de la bourse séreuse ne détermine pas le phlegmon d'emblée ; il y a toujours des phénomènes intermédiaires qu'il faut examiner et interpréter. Tantôt la bourse est saine, une contusion ou une plaie contuse survient, à laquelle le blessé ne porte pas attention. Il continue à travailler, un hygroma aigu se déclare. Puis, soit que la poche se rompe sous la pression du liquide qui la remplit, soit que le traumatisme même ait déterminé une solution de continuité de sa paroi, soit que celle-ci ait été incomplètement constituée, les trois cas peuvent se voir, le tissu cellulaire circonvoisin est envahi et s'enflamme à son tour. Dans un certain nombre de cas le phlegmon reste étroitement circonscrit. Plus souvent, il prend une certaine étendue sans perdre les caractères anatomiques ni cliniques du phlegmon simple, c'est le phlegmon par diffusion de M. Chassaignac. D'autres fois encore, par suite de circonstances que j'aurai à discuter plus loin, c'est un véritable phlegmon diffus qui prend naissance.

Un autre malade a depuis longtemps un hygroma chronique, développé sous l'influence de frottements continuels dans l'exercice de sa profession, et peut-être, suivant M. Panas, à la faveur d'une constitution arthritique : qu'une poussée aiguë vienne à se produire à la suite d'un traumatisme même léger, parfois inappréciable, un phlegmon pourra encore résulter de cet accident.

Cette étiologie des phlegmons est du domaine classique. Le seul point qui reste indécis est la nécessité d'une lacune ou d'une rupture dans la paroi de la bourse séreuse. Dans la majorité des cas au moins, on peut en avoir la preuve à un certain moment dans le cours de la maladie.

Quand du pus s'est formé, et qu'une incision est devenue nécessaire, ou bien quand une ouverture spontanée de l'abcès consécutif s'est faite au dehors, un stylet ou une sonde cannelée parvient aisément, et sans donner la sensation d'une cloison rompue, dans la cavité de la bourse séreuse. C'est en particulier ce qui se trouve noté dans ma première observation.

On s'explique ainsi comment une contusion, ou une plaie contuse étroite et anfractueuse, détermine plus aisément un phlegmon circonvoisin qu'une plaie nette et plus étendue. Il se passe ici quelque chose d'analogue à ce qu'on observe à propos des contusions ou des plaies articulaires.

L'auteur qui a le mieux étudié cette question est M. Chassaignac, dont les idées se trouvent exposées dans son *Traité de la suppuration* et dans l'article *Bourses séreuses* du *Dictionnaire encyclopédique*. Il a constaté que la rupture sous-cutanée de la bourse séreuse peut s'effectuer suivant deux modes différents. Dans l'un, il y a déchirure de la poche à sa circonférence, de telle façon qu'elle se sépare pour ainsi dire en deux hémisphères. Dans l'autre, il y a rupture en deux points opposés; cela se voit surtout quand la paroi était préalablement épaissie et indurée, et quelquefois la peau se déchire en même temps que la paroi sous-cutanée de la bourse séreuse. De plus, M. Chassaignac a remarqué que la déchirure et la propagation phlegmasique se font du côté où a porté le traumatisme : quand la cause agit de haut en bas la propagation se fait vers le bras; quand elle agit de bas en haut, et c'est le cas le plus fréquent, comme dans une chute sur le coude, la diffusion a lieu du côté de l'avant-bras.

Dans mes deux premières observations, qui ont trait à des contusions de la bourse olécrânienne, l'inflammation du tissu cellulaire est plus marquée à l'avant-bras qu'au bras : dans toutes les deux le traumatisme semble avoir agi de bas en haut. Dans la troisième, le phlegmon se propage à peu près également dans les deux sens, et d'après la nature du traumatisme on pourrait, il me semble, admettre plutôt un décollement hémisphérique, tel que le décrit M. Chassaignac.

Il faut noter aussi que souvent le malade, par suite d'un préjugé vulgaire, s'enveloppe le coude de compresses trempées dans un liquide irritant, soit une solution d'acétate de plomb, soit de l'eau *prétendue* sédative. Lorsqu'il y a une solution de continuité de la peau, il est rare qu'une telle pratique n'entraîne pas le développement d'un phlegmon.

La *saignée*, ou plus généralement la *phlébite*, est une cause de phlegmon du coude qui semble avoir perdu de sa fréquence, mais dont on trouve de nombreuses observations dans les anciens auteurs. Tout le monde a lu et cite l'observation de Charles IX rapportée par Ambroise Paré. Mais, chez ce prince, il n'y eut pas de suppuration, et la compression suffit à amener la guérison. Etait-ce un véritable phlegmon qui se termina par résolution, ou bien n'y eut-il qu'une phlébite avec œdème circonvoisin, c'est ce qu'il est difficile de déterminer d'après la relation qui nous reste. Les auteurs du Compendium citent le cas comme un phlegmon diffus; M. Chassaignac, qui fait de la suppuration d'emblée le critérium de cette affection, ne peut partager leur manière de voir.

On pratiquait autrefois plus souvent la saignée, et surtout on la pratiquait sur des sujets affaiblis, pour lesquels on se garderait bien aujourd'hui de toute médication débilitante. Il n'est pas étonnant que, dans de telles circonstances, on ait souvent déterminé avec la phlébite la suppuration du tissu cellulaire.

Rien n'est plus instructif à cet égard que la lecture de plusieurs observations du Mémoire de Duncan. Toutes, malgré le titre, ne se rapportent pas à des phlegmons diffus; au contraire, on peut remarquer que l'étendue de l'inflammation et la gravité des symptômes généraux sont en proportion directe de l'état d'affaiblissement des malades.

Obs. 1. — Homme de 60 ans, diabétique depuis un an, saignée, tuméfaction du coude, mort au bout de neuf jours.

Obs. 2. — Femme de 23 ans, affaiblie par la suppuration de nombreux abcès scrofuleux, glycosurie, saignée du bras, douleur et tuméfaction du coude, application de sangsues sur le bras, extension du phlegmon, mort au bout de huit jours.

Obs. 3. — Homme de 31 ans, fièvre continue, saignée, phlegmon du coude, mort.

Obs. 4. — Femme de 34 ans, affection hépatique, saignée, phlegmon grave, guérison.

Obs. 5. — Fille de 19 ans, fièvre, affection gastrique (?), saignée, phlegmon grave, guérison.

Obs. 6. — Homme de 60 ans, pléthorique; pneumonie, saignée, phlegmon du coude, application de sangsues, guérison.

Dupuytren, dans ses Leçons cliniques, donne la saignée, même bien faite, et avec une lancette propre, comme une cause de phlegmons diffus. Dès cette époque on avait donc reconnu le danger des plaies veineuses.

Ce n'est pas seulement la phlébite traumatique qui peut donner lieu à de tels accidents. Ainsi, dans ma quatrième observation c'est une phlébite développée sans doute sous l'influence du froid, qui a été le point de départ d'un phlegmon qui du coude a gagné le bras, et s'est étendu jusqu'à l'aisselle et sous le muscle grand pectoral. Comment se produit alors la périphlébite? La suppuration a-t-elle nécessairement dans la veine son point d'origine, ou peut-elle par irritation de voisinage envahir d'emblée le tissu cellulaire pendant que la phlébite reste adhésive? Les auteurs classiques admettent les deux hypothèses.

Il se forme parfois plusieurs abcès étroitement circonscrits; dans d'autres cas, un seul foyer purulent plus vaste, et qui gagne de proche en proche en suivant l'atmosphère celluleuse du faisceau vasculaire : c'est le phlegmon par diffusion de M. Chassaignac. c'est ce que M. Le Fort, dans le cas de ma quatrième observation a appelé un phlegmon d'*aspect diffus*.

J'arrive à une autre classe très-nombreuse de phlegmons du coude, où le système lymphatique est l'intermédiaire obligé entre la lésion initiale et la suppuration. Celle-ci pourra encore avoir pour siége à son début la bourse séreuse olécrânienne, mais ce sera l'exception : Dans la plupart des cas, le ganglion sus-épitrochléen sera le centre du processus inflammatoire, ou bien encore le tissu cellulaire sera envahi sur la périphérie même d'un tronc lymphatique.

Mon collègue, M. Chevalet, dans un travail récent sur les phlegmons du membre supérieur, ne voit dans tous que des périlymphangites, ou, pour me servir de son expression, des phlegmons angioleucitiques; il est vrai de dire que sous ce titre il comprend implicitement des périadénites. Il a bien mis en évidence la part que prend le système lymphatique à la propagation et à localisation de ces phlegmons, mais je pense qu'il va trop loin quand il refuse d'admettre aucune autre pathogénie du phlegmon. Quand le tissu cellulaire s'enflamme et suppure autour de la bourse olécrânienne rompue, où est la preuve de l'existence d'une lymphangite? La périphlébite est plus sujette à contestation, je le reconnais ; mais lorsqu'un phlegmon se développe autour d'un corps étranger, ou d'une esquille osseuse, et qu'il reste circonscrit comme il arrive souvent, rappelle-t-il par sa configuration le trajet d'un vaisseau lymphatique ?

Je trouve d'abord l'*hygroma furonculeux,* qui peut servir de transition entre la contusion de la bourse olécrânienne et la périadénite épitrochléenne. Lorsqu'un furoncle se développe à la région du coude, il est fréquent que le malade, soit en se grattant, soit d'une manière accidentelle, y détermine une érosion. Quelques jours plus tard, la partie est tuméfiée, rouge, fluctuante : c'est un hygroma aigu, avec phlegmon circonvoisin. M. Chassaignac, qui a donné la description et le nom de cette maladie, pense que le système lymphatique a été la voie de propagation du mal.

Dans ma cinquième observation les détails que j'ai rapportés, d'après l'expression même du malade, semblent indiquer qu'un furoncle aussi a été le point de départ du phlegmon, mais par un autre mécanisme. D'après le siége de la tumeur, et d'après la nature du liquide qui s'est écoulé au moment de l'incision, il n'est pas possible d'admettre un hygroma : c'est évidemment autour du ganglion épitrochléen que s'est développée la suppuration.

La *périadénite* est au coude, comme en toute autre région, la forme anatomique la plus ordinaire des phlegmons consécutifs à une érosion de la peau. Dupuytren, dans ses leçons cliniques, professait déjà que le phlegmon d'une région ganglionnaire est souvent dû à une lésion des lymphatiques afférents.

Velpeau, dans l'article *Adénite*, du Dictionnaire encyclopédique, admet que les abcès engendrés par l'adénite sont de trois ordres, abcès parenchymateux, abcès sous-cutanés, abcès sous-ganglionnaires. Ailleurs encore la suppuration occupe ces trois siéges à la fois, c'est-à-dire qu'il y a une nappe purulente sous-cutanée, une autre sous-ganglionnaire, et qu'elles sont réunies par des trajets qui traversent le ganglion. C'est la même chose, comme le remarque Velpeau, qui se passe aussi pour les abcès de la mamelle.

Les affections de la peau, surtout celles qui ressortissent à la scrofule, sont, on le sait, une cause fréquente de la suppuration des ganglions et du tissu cellulaire circonvoisin. Faut-il considérer alors la lésion comme un phlegmon, ou bien comme un abcès froid? Il semble dans certains cas qu'il s'agisse de quelque chose d'intermédiaire. Souvent aussi la phlegmasie est évidente. Ainsi le malade qui fait le sujet de ma sixième observation a eu de la fièvre, du malaise, des douleurs de tête, de l'anorexie, en un mot tous les symptômes généraux du phlegmon. Les caractères anatomiques du pus ne rappelaient point non plus ceux d'un abcès froid.

M. Bazin, faisant allusion à des cas de ce genre, dit dans ses leçons sur la scrofule que la glande grossit, devient chaude et adhérente, qu'elle est le siége de battements et de douleurs pulsatives ; la peau qui la recouvre rougit, de la fluctuation survient, un abcès s'ouvre à l'extérieur, « le pus qui s'en écoule est épais, jaunâtre, crémeux, il a tous les caractères du pus phlegmoneux. »

Les érosions de la main et des doigts près du bord cubital donnent assez souvent lieu à une adénite épitrochléenne qui peut suppurer. La suppuration devient la règle quand la plaie a été mise en contact avec un liquide irritant ou septique. Les piqûres anatomiques rentrent dans ce cas; seulement elles donnent lieu bien plus souvent à des périadénites axillaires qu'épitrochléennes. La raison en est que les doigts les plus exposés à ces piqûres sont l'indicateur et le médius dont les lymphatiques se rendent directement aux ganglions de l'aisselle.

Dans ma neuvième observation, que j'emprunte au mémoire de Duncan, une piqûre anatomique à l'annulaire est suivie d'une tuméfaction à la région du coude. Bien que les détails de l'observation semblent rappeler un érysipèle plutôt qu'un phlegmon, je crois qu'on peut admettre une adénite.

Une affection des os du coude peut être aussi le point de départ de l'inflammation du tissu cellulaire, c'est ainsi que se développent de véritables phlegmons chroniques. Je me rappelle en avoir vu un cas bien probant, alors que j'étais externe dans le service de M. Guyon. Il ne faut pas confondre ces phlegmons ostéopathiques avec d'autres cas où l'ostéite est consécutive à une suppuration qui a commencé dans le tissu cellulaire, et a isolé le périoste de ses vaisseaux nourriciers. Deux observations de ce genre sont rapportées dans le Nouveau Dictionnaire de médecine et de chirurgie pratiques, à l'article *Coude*.

Je n'ai cité jusqu'ici que des causes locales. Dans ma septième observation une nouvelle accouchée est atteinte de phlegmon du coude sans qu'elle puisse accuser aucun traumatisme. Il est vrai qu'une contusion légère, ou une pression longtemps prolongée peut passer inaperçue; je crois que c'est ce qui a eu lieu.

On trouve dans les auteurs, surtout au sujet des

phlegmons diffus, un certain nombre de *causes générales*. Mais quand on observe des malades, il est bien rare qu'en outre d'une *prédisposition* on ne constate pas l'influence d'un traumatisme, d'une *cause localisatrice.*

Pour dire toute ma pensée, le phlegmon diffus survient chez des personnes affaiblies par une maladie antérieure, par les privations, par le travail ou par les excès, à l'occasion des mêmes causes qui, sur un individu en pleine santé, n'auraient produit qu'un phlegmon circonscrit, tout au plus, suivant les dispositions anatomiques de la région, un phlegmon par diffusion.

J'ai noté la dystrophie chez la plupart des malades que j'ai trouvés atteints de phlegmons diffus, sans distinction de siége, même avant d'avoir porté mon attention sur ce point spécial.

Au commencement de l'année, j'ai eu l'occasion de voir dans le service de M. Péan un homme vigoureux en apparence, mais profondément alcoolique, chez qui une chute sur le coude amena un phlegmon diffus de tout le membre supérieur, et qui mourut en moins de quarante-huit heures.

C'est d'ailleurs une donnée aujourd'hui connue de pathologie générale, ce qu'on appelait autrefois la malignité dans les maladies n'est que le résultat de l'état antérieur mauvais des malades. M. Laborde, dans une thèse d'agrégation, n'a point trouvé de conception plus nette que celle-là, formellement exprimée par M. Jaccoud, dans ses cliniques de la Charité, à propos d'une femme atteinte de variole, et qui succomba précisément à une suppuration diffuse.

De son côté, un de mes collègues à l'hôpital Saint-Louis, M. Ory, qui poursuit en ce moment des recherches sur les syphilis malignes, tend à cette conclusion que la dystrophie en est la cause, sinon unique, au moins de beaucoup la plus fréquente.

SYMPTOMATOLOGIE.

Le tableau symptomatique des phlegmons du coude, comme celui de la plupart des affections organiques chirurgicales, peut présenter les variétés les plus considérables. Il suffit de lire les observations qui précèdent pour reconnaître que, depuis le phlegmon simple, consécutif à un traumatisme de la bourse séreuse olécrânienne, qui parfois ne s'accompagne d'aucun mouvement fébrile, jusqu'au phlegmon diffus d'origine dystrophique, on peut rencontrer toute une série de cas intermédiaires au point de vue de la lésion, aussi bien que du retentissement général.

Réunir tout cela dans une description synthétique serait une tâche aussi ardue qu'inutile. Donner une série de descriptions typiques reviendrait à peu près à recopier un certain nombre d'observations.

Je tâcherai de trouver un moyen terme, en montrant, à propos des principaux symptômes, les différences qu'ils peuvent présenter suivant tel ou tel cas. De cette façon se trouveront aussi posés les principaux jalons du diagnostic, et je pourrai me dispenser d'y consacrer un chapitre spécial.

L'*invasion* est apyrétique ou fébrile, brusque ou

progressive. Le début le plus franc s'observe après une contusion de la bourse olécrânienne. Il y a d'abord une certaine période où l'on n'observe rien ; à peine constate-t-on un peu de douleur à la pression du point contus, ou un léger prurit s'il existe une petite plaie. Cette période a une durée variable, en rapport avec les causes d'irritation locale. Puis les premiers symptômes du phlegmon apparaissent. La fièvre peut faire complètement défaut, souvent elle est légère ; parfois aussi elle est très-vive, la température s'élève jusqu'à 39°, ou même davantage, on croirait assister au début d'une phlegmasie viscérale, les accidents atteignent d'emblée leur maximum. Localement c'est le processus du phlegmon simple circonscrit, tel qu'on le trouve décrit partout.

Le phlegmon diffus a d'ordinaire un début plus insidieux, qui rappelle celui des pyrexies. Dans ma septième observation, le phlegmon s'est developpé à l'insu de la malade, durant la période puerpérale, comme aurait pu le faire une endocardite dans les mêmes conditions. La torpeur et l'abattement sont plus communs ici que la douleur et l'agitation. Si l'on prend assez tôt la température on la voit s'élever d'une façon graduelle.

Le phlegmon angioleucitique ou ganglionnaire a ceci de particulier qu'il forme le deuxième acte d'un processus morbide commencé quelques jours plus tôt sur un autre lieu.

Dans les cas de périphlébite, il est souvent difficile de préciser le moment où commence l'envahissement du tissu cellulaire.

Les phlegmons ostéopathiques se dénoncent par

une certaine pesanteur de la région ; le développement ultérieur en est lent et progressif.

Maintenant partageons l'évolution du phlegmon en deux périodes dont la limite, un peu artificielle, sera le moment où il faut donner au pus issue à l'extérieur. A la première je donnerai le nom de phase pyogénique, la seconde comprendra la suppuration et la cicatrisation. Les symptômes locaux sont différents dans l'une et dans l'autre.

La *phase pyogénique* est très-courte dans le phlegmon diffus. Vingt-quatre, quarante-huit heures au plus après le début des accidents, et souvent c'est à ce moment qu'on voit pour la première fois le malade, tout le membre supérieur est le siége de pesanteur et d'élancements douloureux. Une coloration rouge livide de la peau s'étend du coude, en diminuant d'intensité, vers la main et vers l'épaule ; applique-t-on la main sur la partie malade, on trouve une chaleur sèche comparable à celle de la scarlatine. Alors aussi, ou peu de temps après, toute cette partie est fluctuante, et parfois on déplace par la pression des bulles de gaz au milieu de la masse liquide. L'indication est nette : il faut faire une ou plusieurs incisions. Du pus s'écoule, séreux, mal lié, fétide, avec des grumeaux de tissu cellulaire mortifié.

Le phlegmon circonscrit a une tout autre physionomie. Les phénomènes d'irritation locale sont dès le début relativement bien plus accusés, les quatre signes classiques des inflammations sont évidents. Mais la suppuration peut tarder à se produire ; on dit communément que le pus tarde à se collecter, il faudrait dire qu'il tarde à se former ; M. Chassaignac a bien démontré que, dès son apparition, le pus forme une collection.

Il faut savoir aussi que l'inflammation du tissu cellulaire n'est pas d'emblée pyogénique; elle commence par être exsudative, et, dans cette première période, la résolution peut s'observer.

Tandis que le phlegmon circonscrit est sur cette limite qui le sépare de l'abcès, on peut généralement, à la région du coude, d'après le siége exact de la lésion, faire le diagnostic pathogénique.

On remarque que le phlegmon angioleucitique englobe le ganglion épitrochléen. Celui qui est consécutif à un traumatisme de la bourse séreuse occupe un point situé un peu plus bas, sur la face postérieure du coude, il est globuleux, et fluctuant à son centre, avant que la teinte spéciale de la peau et la rénitence des tissus n'indiquent la présence du pus. La fluctuation, il est à peine besoin de le dire, a pour cause la distension de la bourse par un liquide séreux, séroso-purulent, ou séroso-sanguin. Le phlegmon ostéopathique est moins nettement limité, moins franc dans ses allures, moins rapide dans son évolution; un jour on croit obtenir la résolution, et le lendemain on s'aperçoit que la suppuration va commencer.

Du pus est formé dans le tissu cellulaire de la région du coude, tout le monde est d'accord, il faut lui donner issue à l'extérieur. Retarder le moment de l'incision serait s'exposer à l'infection putride dans le phlegmon diffus, à la diffusion dans le phlegmon circonscrit, ce serait provoquer le décollement de la peau sur une vaste étendue, la dénudation des muscles, la destruction du périoste et la nécrose.

L'incision peut être le plus souvent unique dans les cas de phlegmon circonscrit. Parfois la disposition des parties rendra utile ou commode une double incision avec le séjour d'un tube à drainage. Dans les cas d'hygroma aigu olécrânien il faut que l'incision, si elle est unique, et cela vaut mieux, passe exactement par le centre de la bourse séreuse, et la divise suivant son diamètre vertical.

Le phlegmon circum-ganglionnaire ne présente pas d'autre indication.

Si le pus entourait le faisceau vasculo-nerveux, il y aurait quelques précautions à prendre pour ne point blesser les vaisseaux ni le nerf médian.

Dans le phlegmon diffus, il faut faire de bonne heure des ouvertures multiples, assez nombreuses et assez étendues pour donner au pus une issue facile, assez espacées pour ne pas provoquer entre elles la mortification des téguments. On atteint généralement ce but en faisant des incisions parallèles entre elles, suivant des lignes verticales, de façon que sur chaque ligne une incision réponde à l'intervalle de deux incisions des lignes voisines.

Après l'incision, les phénomènes locaux que présentent les phlegmons ne sont pas moins variables que ceux qu'on observait à la première période. D'une façon générale on pourrait presque dire que l'on trouve en sens inverse la même gradation ; le phlegmon simple dont le début avait été franchement inflammatoire et avait pu donner des inquiétudes, est presque guéri alors que l'incision vient d'être pratiquée. Au contraire, les phlegmons à début insidieux donnent encore longtemps du pus, et la cicatrisation devra être aidée par l'application de topiques appropriés, et par l'emploi général des toniques.

La réunion par première intention à laquelle on songe à peine après l'incision d'un abcès phlegmoneux devrait être la règle suivant M. Chassaignac. Peut-être la pratique générale subsiste-t-elle comme un vestige de l'ancienne croyance à une membrane pyogénique. M. Chassaignac a soin de bien évacuer le pus, au besoin il fait un lavage de la cavité, puis il affronte les deux parois avec soin à l'aide d'un bandage compressif, la réunion a lieu et la guérison est complète. Je n'ai pas eu la bonne fortune d'observer des cas aussi heureux. Dans la plupart de ceux que j'ai eus sous les yeux, la réunion s'est faite par seconde intention, c'est-à-dire par l'adossement des bourgeons charnus. Elle est toujours assez rapide. Toutefois, dans les contusions de la bourse olécrânienne, la sécrétion séreuse peut continuer quelques jours encore à couler en quantité exagérée, et l'abcès ne peut se fermer. Si les bords viennent malgré cela à s'agglutiner, il faut pratiquer une nouvelle ouverture, ce qui peut se faire le plus souvent avec un simple stylet.

L'empâtement de la région ne tarde pas à disparaître, et dans les cas simples, au bout d'une dizaine de jours, le membre a repris son aspect normal. A peine le malade ressent-il encore quelque pesanteur, et une certaine gêne dans les mouvements du coude, et même de la main et des doigts.

Les phlegmons plus étendus se comportent à peu près de même, avec cette seule différence qu'il faut plus de temps pour obtenir la restitution intégrale. D'ailleurs, les phénomènes anatomiques sont exactement semblables.

Nous allons trouver maintenant une certaine classe où l'*involution* va être plus lente, sans que l'état général semble en rapport avec ce ralentissement du processus curatif, ce sont les phlegmons ostéopathiques. Les phénomènes ne diffèrent pas d'une façon sensible, soit qu'une affection de l'os ait provoqué l'inflammation du tissu cellulaire, soit qu'un phlegmon ait dénudé le périoste et produit consécutivement une lésion de l'os.

Ici, après que la chaleur et la douleur ont à peu près complètement disparu, la région reste empâtée dans une vaste étendue ; cette surface œdémateuse est recouverte d'une peau rougeâtre, la rougeur s'efface à la pression pour reparaître bientôt. Les sensations du malade sont de la pesanteur, de l'engourdissement et quelques élancements douloureux vers le soir, quand il s'est levé et a marché sans que son coude fût bien suspendu au moyen d'une écharpe. La guérison doit s'effectuer du centre à la périphérie, et l'affection de l'os communique à tout le reste du mal sa lenteur particulière. Souvent un petit séquestre s'élimine, et dès lors la cicatrisation marche sans arrêt nouveau, mais l'œdème persiste longtemps, et l'articulation reste longtemps raide et douloureuse.

Le *phlegmon diffus* n'a parcouru, au moment où se pratiquent les incisions, que la plus courte de ses périodes. Du pus s'écoule en grande quantité et de mauvaise nature, séreux, souvent fétide et mélangé de grumeaux formés par des parties sphacélées de tissu cellulaire. Malgré les lavages que l'on peut faire pour déterger la plaie, malgré les pansements toniques que l'on substitue avec avantage aux émollients, la suppuration continue. La peau se décolle, et des fusées purulentes s'étendent de tous côtés dans les interstices des muscles ; cette extension, souvent insidieuse, exige une surveillance continuelle.

La mort est une terminaison assez fréquente de semblables désordres. Elle arrive par l'affaiblissement graduel du malade, qui succombe à la fièvre hectique. D'autres fois il y a une septicémie plus rapide, sous une des formes qu'on distinguait naguère sous les noms d'infection putride ou d'infection purulente.

La guérison peut survenir si l'état général du malade lui permet de résister à une suppuration aussi étendue et prolongée. Elle est lente ; le pus se forme en moins grande quantité chaque jour, et la peau se recolle aux tissus sous-jacents. Souvent la cicatrisation plus rapide en quelques points laisse des îlots en suppuration isolés du reste du foyer, et une nouvelle incision devient nécessaire pour vider ces nouveaux abcès partiels.

Je me suis borné jusqu'ici à décrire les symptômes locaux. Les phénomènes de *retentissement général* ne sont pas sans importance, ils m'occuperont peu cependant, parce qu'ils n'empruntent aucune particularité au siége du phlegmon.

Dans quelques cas, on n'observe point de fièvre, à peine un léger malaise, un peu d'anorexie, et quelque tendance à la constipation : ce ne sont que les phlegmons circonscrits qui se présentent sous une forme aussi bénigne.

Ailleurs le phlegmon, tout en restant circonscrit, peut donner lieu à un mouvement fébrile même très-accusé. Les chiffres de température, notés dans mes trois premières observations, montrent que la fièvre a la même marche que dans les phlegmasies les plus franches. Le fastigium est atteint dès le début, comme dans une pneumonie, avec cette seule différence que le thermomètre placé dans l'aisselle monte rarement à 40°. La défervescence commence dès que le pus est formé, et elle est complète lorsqu'on lui a donné issue.

Dans les phlegmons diffus, la fièvre est plus longue, et se présente sous un autre type, celui des pyrexies : mêmes oscillations ascendantes, même période stationnaire avec d'amples oscillations diurnes, même défervescence par lysis. Dans les cas mortels, la dernière partie de la courbe thermique rappelle celle des phthisies ; la température du matin oscille autour de 38°, celle du soir atteint ou dépasse 40°.

TRAITEMENT.

Le traitement des phlegmons du coude comprend une série d'indications qui s'échelonnent suivant les périodes du mal.

On constate une cause prédisposante, on cherche à en neutraliser l'action ; le phlegmon existe, on peut en espérer la résolution ; du pus s'est formé, il faut lui donner issue au dehors, puis veiller à la réunion de la plaie. La cicatrisation doit être conduite de façon à ménager l'intégrité des fonctions du coude, c'est-à-dire qu'il faut éviter la raideur articulaire et la rétraction des parties molles.

Durant toute cette période, l'état général du blessé est aussi, suivant les cas, la source d'indications diverses.

D'abord, on s'abstiendra d'appliquer aucun topique irritant sur une excoriation de la région olécrânienne. S'il existe à ce niveau une plaie contuse, on commencera aussitôt le traitement applicable aux hygromas aigus, on prescrira le repos, et l'on fera appliquer des cataplasmes tièdes ou des compresses mouillées, que l'on recouvrira de taffetas gommé. A un individu atteint d'hygroma chronique de la bourse olécrânienne, on recommandera d'éviter toute irritation, même celle qu'il déterminerait en s'appuyant habituellement sur e coude.

On surveillera toute solution de continuité de l'épiderme dans les régions dont les lymphatiques sont tributaires du ganglion épitrochléen. Une plaie, si petite soit-elle, ne sera pas laissée exposée au contact de l'air, on la recouvrira de collodion, de taffetas ou de diachylon. Un eczéma, ou toute autre affection cutanée, sera aussitôt l'objet d'un traitement en rapport avec son état d'évolution et ses caractères spécifiques.

Est-on en présence d'un phlegmon circonscrit, dans quelques cas l'emploi rationnel de topiques résolutifs permettra d'éviter la suppuration. Il est permis d'espérer ce résultat quand la rougeur est uniformément étendue, sans aspect œdémateux bien net, et surtout sans hygroma et sans altération du squelette.

On a employé à cet effet les cataplasmes, les onctions mercurielles, les compresses alcoolisées, les vésicatoires, les émissions sanguines, la compression, etc.

Aucun de ces moyens n'est spécial à la région du coude, mais tous ont pu y être appliqués.

Les *cataplasmes* sont d'un emploi banal. Ils rendent des services, et pourraient être plus utiles si on les employait d'une façon plus intelligente. Ils agissent bien plus par l'humidité que par la chaleur. Pour oublier ce fait, on les applique souvent trop chauds, et l'on détermine des brûlures quelquefois étendues ; d'autre part on ne prend aucune précaution pour en retarder la dessiccation, il faut toujours les recouvrir d'un taffetas gommé. A ces conditions on en retire de bons effets durant toute la période de fluxion, et l'on peut en continuer l'emploi quelques jours encore après l'ouverture de l'abcès. On doit y substituer, au contraire, un pansement excitant ou tonique dès que l'atonie des tissus demeure le seul obstacle à la réunion de la plaie.

On reste étonné, à la lecture du mémoire de Duncan, du prodigieux abus que l'on faisait des *sangsues* à cette époque. Les résultats désastreux d'une telle pratique ressortent assez de la lecture de la plupart de ses observations. Il ne faudrait cependant pas porter contre ce procédé une condamnation absolue. Chez un sujet pléthorique, qui présenterait un état local bien franchement inflammatoire, on pourrait appliquer un certain nombre de sangsues avec des chances d'amélioration. Il faudrait en mettre un nombre assez grand pour que l'afflux provoqué ne pût compenser la quantité de sang extraite.

Les *onctions mercurielles* ont été recommandées par

les contemporains de Dupuytren, et vulgarisées dans la pratique par l'enseignement de Velpeau.

Serres d'Uzès prescrivait toutes les deux heures une friction de dix minutes avec l'onguent napolitain. Dans les intervalles il faisait recouvrir la peau d'un linge sec. On continuait ainsi pendant vingt-quatre heures ; si alors la résolution n'était point obtenue, Serres considérait la suppuration comme inévitable.

J'ai eu plusieurs fois l'occasion de voir appliquer ce traitement, avec moins de rigueur, il est vrai, quant à la répétition fréquente des onctions, et il ne m'a pas paru présenter d'avantages bien appréciables. Telle est aussi du reste la conclusion des auteurs classiques, et c'est sans doute par l'effet de l'habitude qu'on le prescrit encore.

Je ne sais si le calomel pris à doses fractionnées, comme on l'emploie souvent en Angleterre, donne des résultats plus nets.

La *compression* a été indiquée aussi comme un moyen de traitement des phlegmons simples. Elle aurait même, s'il fallait en croire Ambroise Paré, guéri Charles IX d'un phlegmon diffus. On ne l'emploie plus aujourd'hui ; si elle a réussi souvent, il faut penser que ç'a été dans des cas très-simples où la résolution pouvait être attendue de l'expectation même. Dans les cas où la suppuration est à craindre, la compression déterminerait probablement une douleur trop vive pour être supportée par le malade.

Au commencement de cette année, j'ai vu M. Th. Anger, qui remplaçait alors M. Cruveilhier, appliquer sur des phlegmons diffus, ainsi que sur des érysipèles, des *compresses imbibées d'alcool pur*. Un taffetas gommé dont on enveloppait ensuite le membre empêchait l'évaporation de l'alcool. Ce traitement que j'ai vu employer dans deux cas a donné deux succès assez rapides. Quant au mode d'action de l'alcool ainsi appliqué, je ne puis dire quel il est : peut-être agit-il comme irritant et se rapproche-t-il alors du vésicatoire dont M. Rigaud a préconisé l'emploi (1).

Duncan, Dupuytren, Delpech, employaient déjà les *vésicatoires*, et, bien qu'ils les appliquassent trop étroits, ils ont dû à cette méthode un certain nombre de succès. Plus tard Dupuytren y a renoncé, les accusant de produire la gangrène. Petit, de Lyon, appliquait au centre du phlegmon un vésicatoire qui n'atteignait pas les limites de la lésion, il cite aussi des cas heureux.

Velpeau est le premier qui ait appliqué les vésicatoires comme les veut M. Rigaud, c'est-à-dire assez larges pour recouvrir tout le phlegmon, et empiéter même sur les parties saines.

Mais Velpeau et M. Rigaud semblent avoir voulu remplir une indication différente. Tandis que le chirurgien de la Charité attendait la suppuration pour agir, le professeur de Strasbourg appliquait immédiatement l'emplâtre révulsif, et du jour au lendemain, la résolution était complète.

Si la suppuration a commencé au moment où il voit pour la première fois le malade, M. Rigaud applique encore un vésicatoire, dans le but de la limiter et de la hâter à la fois.

(1) La thèse de M. Méder (Strasbourg, 1856) nous donne, après quelques détails historiques, la pratique de M. le professeur Rigaud.

J'ai vu en 1870 M. Guyon traiter ainsi avec succès un phlegmon de la région pectorale, et cette année, dans le service de M. Cruveilhier, M. Rigaud a fait traiter par les vésicatoires quelques érysipèles phlegmoneux, non sans succès.

Jamais M. Rigaud n'a provoqué par cette pratique de néphrite cantharidienne, ce qu'il explique par l'état de la surface d'application. Quant à l'accusation de provoquer la gangrène, M. Rigaud pense qu'il faut la reporter du mode de traitement à l'état des malades auxquels on l'applique.

Les *incisions* de la peau ont été conseillées dans le but de faire avorter les phlegmons. Dobson se bornait à faire des piqûres avec une lancette ; Follin dit avoit réussi une fois de la sorte chez un malade qui se refusait à une intervention plus radicale, mais il conseille dans la plupart des cas de véritables incisions.

Béclard faisait des incisions qui n'intéressaient pas toute l'épaisseur du derme. Jobert, imitant Hutchinson et Lawrence, faisait des incisions étendues et profondes, et le résultat était d'ordinaire excellent.

Pour ce qui est du moment où il faut intervenir par des incisions, on peut dire d'une façon générale que, si le phlegmon est circonscrit, rien ne presse, s'il est diffus, au contraire, il n'est jamais trop tôt.

Les hémorrhagies qui se produisent au moment des incisions sont quelquefois inquiétantes, surtout dans le phlegmon diffus. Il ne faut pas penser à jeter une ligature au milieu de tissus ainsi altérés, il faut bourrer la plaie d'amadou, et faire une compression légère.

Après les incisions, les *pansements* qu'il faut faire

varient suivant les cas. M. Chassaignac a démontré que la réunion par première intention peut être obtenue dans les cas de phlegmon simple. Pour cela il faut laver la plaie avec un courant d'eau, et en bien affronter les bords.

Si la réunion par première intention a échoué, ou si l'on ne veut pas la tenter, les pansements émollients sont les meilleurs durant les premiers jours ; on applique des cataplasmes, et chaque matin on plonge dans un bain d'eau tiède, un quart d'heure ou vingt minutes, la partie malade. Au bout de quelques jours, il faut supprimer les émollients et faire, dans les cas de phlegmon circonscrit, de simples pansements protecteurs. Dans les phlegmons diffus on fait des pansements excitants en toniques, avec le vin aromatique, par exemple, ou parfois à une période plus avancée avec l'acide thymique ou l'onguent styrax. M. Chassaignac vante un autre traitement tonique : les douches froides combinées avec le drainage. Il faut lire le mémoire très-intéressant qu'il a publié sur ce sujet dans la *Gazette médicale de Paris* de 1856.

Dans les phlegmons diffus, quand les muscles ont été atteints, ou quand des incisions profondes et multiples ont dû être pratiquées, des *raideurs articulaires* peuvent subsister après la guérison. Pour obvier à cet inconvénient, il faut, durant les dernières phases de la cicatrisation, imprimer à l'avant-bras des mouvements alternatifs de flexion et d'extension, de pronation et de supination, modérés d'abord, puis de plus en plus étendus. Ces mouvements provoqués sont souvent très-douloureux, il ne faut pas s'arrêter devant cette douleur qui est le prix inévitable de l'intégrité fonctionnelle du membre. Dans quelques cas la rétraction cicatricielle est telle que, pour la vaincre, il faut avoir recours à des appareils élastiques, par conséquent à action continue : tel est le cas de ma septième obser vation.

Le traitement général est celui des phlegmons de quelque région que ce soit.

Une tisane rafraîchissante, au besoin un léger purgatif, feront les frais de la médication du phlegmon simple.

Les phlegmons diffus exigent l'emploi des toniques et des excitants diffusibles. Le sulfate de quinine, le quinquina, le café, l'alcool, l'acétate d'ammoniaque se prêtent à des combinaisons multiples qu'il est facile de varier suivant les indications du moment.

CONCLUSIONS.

I. Les phlegmons du coude méritent une description spéciale.

II. Leur point de départ le plus commun est une irritation de la bourse séreuse olécrânienne.

III. Mais il faut aussi savoir qu'ils peuvent succéder à d'autres causes : l'inflammation du ganglion épitrochléen, la phlébite, l'ostéopériostite, etc.

IV. Les individus affaiblis ou cachectiques prennent un phlegmon diffus sous l'influence de causes qui ne développeraient chez des sujets plus valides qu'un phlegmon circonscrit.

V. Il faut, dans le cours du traitement, se préoccuper de conserver l'intégrité des mouvements du coude.

A. PARENT, imprimeur de la Faculté de Médecine, rue Mr-le-Prince, 31.

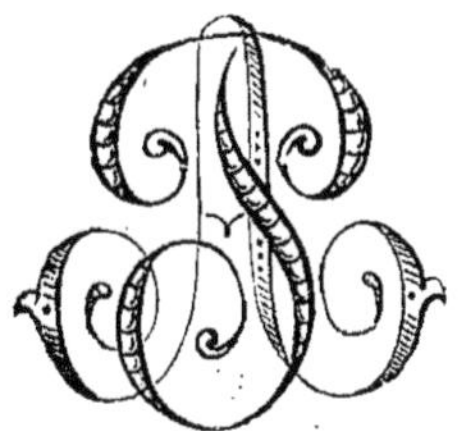

www.ingramcontent.com/pod-product-compliance
Ingram Content Group UK Ltd.
Pitfield, Milton Keynes, MK11 3LW, UK
UKHW021030180726
13838UKWH00004B/1707